T0198624

Igelino und das Schlummermonster

Lisa Pongratz

Igelino und das Schlummermonster

Schlafstörungen und Albträume
kindgerecht erklärt

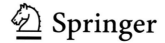

Lisa Pongratz
Sinabelkirchen, Österreich

ISBN 978-3-662-65985-4   ISBN 978-3-662-65986-1   (eBook)
https://doi.org/10.1007/978-3-662-65986-1

Die Deutsche Nationalbibliothek verzeichnet diese Publikation in der Deutschen Nationalbibliografie; detaillierte bibliografische Daten sind im Internet über https://portal.dnb.de abrufbar.

Illustrationen: © Meggie Klimbacher Einbandabbildung: © Emkay Illustrations

Planung/Lektorat: Wiebke Wuerdemann
Springer ist ein Imprint der eingetragenen Gesellschaft Springer-Verlag GmbH, DE und ist ein Teil von Springer Nature.
Die Anschrift der Gesellschaft ist: Heidelberger Platz 3, 14197 Berlin, Germany

Das Papier dieses Produkts ist recyclebar.

Vorwort

Psychische Erkrankung bei Kindern – ein Gedanke, der für viele Menschen befremdlich, nahezu absurd erscheint. Häufig wird die Vorstellung, dass Kinder bereits psychisch erkranken können, als erschreckend empfunden.

Die Aufgabe von Psychologinnen, Psychiaterinnen und Therapeutinnen besteht darin, Angehörigen und Betroffenen die Angst durch Aufklärung zu mildern. Das Verstehen von psychischen Vorgängen kann nicht nur für Kinder selbst, sondern auch für Eltern, Großeltern und Geschwister eine Erleichterung sein.

Während meiner Tätigkeit als Schulpsychologin an Wiener Volksschulen war ich auf der Suche nach Arbeitsmaterial in Form von Bilderbüchern, um anhand derer mit Kindern und Angehörigen psychische Erkrankung altersgerecht besprechen zu können.

Da ich leider im Rahmen meiner Recherche nicht fündig wurde, beschloss ich, mich selbst am Geschichtenschreiben zu versuchen, wodurch der kleine Igel Igelino und seine Freunde entstanden sind. Die Zusammenarbeit mit Meggie Klimbacher aka. Emkay Illustrations gestaltete sich von Beginn an als Bereicherung für dieses kreative Wissenschaftsprojekt.

Ich hoffe, durch meine Bücher einen Beitrag zu mehr Aufklärung über psychische Erkrankungen im Kindesalter (aber auch darüber hinaus) zu leisten, Betroffenen und Angehörigen die Berührungsängste mit diesem Thema nehmen zu können und durch psychologische Tipps und professionelle Hilfestellungen eine Erleichterung der Situation für alle Beteiligten zu erreichen.

Die Bücher sollen Verständnis fördern – und vor allem: Freude bereiten.

Viel Vergnügen beim Lesen!

Oktober 2023   Lisa Pongratz
                                                      Sinabelkirchen, Österreich

Aufgrund der leichteren Lesbarkeit werden das männliche und weibliche Geschlecht abwechselnd verwendet, wenn eine geschlechtsneutrale Formulierung nicht möglich ist. Es sind jedoch alle möglichen Formen der Geschlechtszugehörigkeit angesprochen.

Inhaltsverzeichnis

Über die Autorin

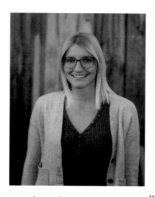

Lisa Pongratz wurde im wunderschönen Graz in Österreich geboren. Durch zahlreiche Auslandsaufenthalte in ihrer Jugend und im frühen Erwachsenenalter festigte sich zunehmend ihr Interesse an den psychischen Vorgängen hinter menschlichem Verhalten. Während ihres Psychologiestudiums an der Alpen-Adria-Universität Klagenfurt begann sie bereits die Arbeit mit psychiatrisch schwer kranken Erwachsenen im Rahmen einer Tätigkeit als Case Managerin. Sie absolvierte das psychotherapeutische Propädeutikum zeitgleich und begann nach Beendigung des Studiums die Ausbildung zur klinischen Psychologin in Wien. Im Rahmen der Ausbildung sammelte sie Erfahrungen im psychokardiologischen Bereich und absolvierte Praxiszeit im St. Anna Kinderspital, wo ihre Leidenschaft für die psychologische Arbeit mit Kindern und Jugendlichen geweckt wurde. Nach einer vielseitigen Tätigkeit als Schulpsychologin an 8 Wiener Volksschulen zog es die Steirerin zurück in die Heimat, wo sie seither als klinische Psychologin an der Abteilung für Kinder- und Jugendpsychiatrie- und psychotherapie tätig ist. Derzeit lehrt sie zusätzlich das Fach Entwicklungspsychologie an einer Fachhochschule und wird von ihrem Therapiebegleithund Ludwig zur gemeinsamen Arbeit mit psychisch kranken Kindern und Jugendlichen begleitet. Lisa Pongratz setzt sich insbesondere für die Psychoedukation von Kindern, Jugendlichen und deren Familien ein.

1

Psychische Störungen: Zahlen und Fakten

Eine psychische Erkrankung ist in unserer Gesellschaft nichts Neues. Seit Jahrhunderten gibt es bereits Forschung zu seelischen Zuständen, Persönlichkeitsmerkmalen und dem neurobiologischen Einfluss auf das menschliche Verhalten und Empfinden. Als Antwort auf die zunehmenden psychiatrischen Störungen kam es zu der Entwicklung von neuen Berufsbildern. Um psychische Krankheitsbilder adäquat behandeln zu können entwickelten sich Psychotherapieschulen, die klinische Psychologie, Neuropsychologie, Sozialpsychiatrie und viele mehr.

In Österreich wurden im Jahr 2018 über 110.000 Menschen aufgrund von psychischen Verhaltensstörungen in einem Akutkrankenhaus stationär behandelt. Es zeigt sich nur ein geringer Unterschied zwischen Männern (51.972 Patienten) und Frauen (58.607 Patientinnen). Der Großteil der Patientinnen war im Alter zwischen 15 und 44 Jahren (Statistik Austria, 2018).

Die deutsche Bevölkerung ist ebenfalls stark von psychischen Erkrankungen betroffen. 27,8 % der Deutschen erkranken jährlich an einer psychischen Störung, das sind 17,8 Mio. Menschen. Risikofaktoren sind hierbei besonders das Geschlecht, Alter und der sozioökonomische Status. Frauen tendieren eher zu affektiven Störungen (Depressionen, Angststörungen), wohingegen Männer häufig an Suchtstörungen wie beispielsweise Alkohol- oder Medikamentenmissbrauch leiden. Am häufigsten erkranken Menschen im jungen Erwachsenenalter an psychischen Störungen. Durch einen niedrigen Bildungsgrad, wenig ökonomische Ressourcen und soziale Zurückgezogenheit erhöht sich zusätzlich das Erkrankungsrisiko (DGPPN, 2018).

L. Pongratz, *Igelino und das Schlummermonster*, https://doi.org/10.1007/978-3-662-65986-1_1

In der Schweiz wurden im Jahr 2017 ca. 6 % der Bevölkerung wegen psychischer Probleme behandelt. Es waren 4,4 % der Männer und 7,7 % der Frauen betroffen. 15 % der Schweizer gaben eine mittlere oder hohe psychische Belastung an. Am höchsten war die psychische Belastung bei den 45- bis 55-Jährigen (ASP, 2017).

1.1   Schlafstörungen

Umfragen zufolge erleben ca. 25 % aller Menschen in ihrem Leben Schlafprobleme unterschiedlichster Art. Häufig kommt es dadurch zu gesundheitlichen Folgeerscheinungen wie beispielsweise körperlicher und psychischer Erschöpfung, erhöhte Reizbarkeit und Aggressivität. Säuglinge und Kleinkinder durchlaufen unterschiedliche Schlafphasen, die zu einer normalen Entwicklung gehören, jedoch für die Bezugspersonen sehr anstrengend werden können. Besonders wichtig ist es, Elternteile und andere Betreuungspersonen über die Schlafentwicklung bei Kindern und Jugendlichen aufzuklären, da die Erwartungshaltung an das Kind (und sich selbst) oftmals unrealistisch ist.

Natürlich gibt es auch eine pathologische Schlafentwicklung bei Kindern und Jugendlichen. In diesem Falle ist eine genaue Abklärung der vorliegenden Schlafprobleme und deren Ursache essenziell, da ein gesunder Schlaf insbesondere in der Entwicklung wichtig ist.

Schlafprobleme kommen besonders häufig in Zusammenhang mit anderen psychischen Problemen vor, weshalb sie nicht isoliert betrachtet werden sollten. Wenn wir Menschen ganzheitlich betrachten, wird es uns eher gelingen, einen Einblick in deren Lebenswelt zu bekommen. Eine körperliche Abklärung von Ursachen ist natürlich immer empfehlenswert, da Probleme beim Schlafen auch physischer Natur sein können.

1.2   Erklärungsmodell

Über die Ursache der zunehmenden psychischen Erkrankungen von Kindern und Jugendlichen gibt es unterschiedliche Theorien. In einer Gesellschaft, die Leistung als prioritäres Gut versteht, ist es für viele Kinder (und Erwachsene) nicht leicht, einen Platz zu finden oder zu genügen. Die Reaktion darauf kann Blockaden, Ängste, Ablehnung und sozialen Rückzug hervorrufen. Viele Kinder fühlen sich schulisch enorm unter Druck gesetzt und leiden an ihrem Selbstwert. Natürlich gibt es bei psychischen Störungen wie auch bei körperlichen Erkrankungen eine genetische Komponente. Das soziale Umfeld, der Erziehungsstil, kritische oder traumatische Ereignisse in der Entwicklung – alle diese Faktoren beeinflussen die Psyche eines Kindes. In der klinischen Psychologie wird als Erklärungsansatz immer von einem biopsychosozialen Modell ausgegangen, d. h. dass sowohl körperliche, psychische als auch soziale Faktoren als ursächlich für die Entwicklung einer psychischen Krankheit angesehen werden.

2

Tipps zum gemeinsamen Lesen

Die Idee, Kindern die Thematik von psychischen Erkrankungen durch eine Bildergeschichte näher zu bringen, hat vor allem den Hintergrund, schwierige Sachverhalte altersgerecht und anhand von Beispielen erklären zu können. Im folgenden Kapitel wird genau erklärt, wie die Geschichte gemeinsam gelesen werden soll, wie auf diverse Nachfragen reagiert werden kann und welche Beispiele genannt werden können, um dem Kind das Verstehen zu erleichtern.

Zum Start ist es wichtig, für geeignete Rahmenbedingungen zu sorgen. Nehmen Sie sich genügend Zeit, wählen Sie einen ungestörten Ort und eine entspannte Atmosphäre, um mit Ihrem Kind die Geschichte zu lesen. Erklären Sie Ihrem Kind, dass Sie heute eine ganz besondere Geschichte gemeinsam lesen werden. An dieser Stelle können Sie schon erwähnen, dass der Angsthase ein besonderes Kind ist, das ähnliche Probleme wie zum Beispiel ein Geschwisterkind, die Tante oder aber auch Ihr Kind selbst hat. Geben Sie dem Kind die Möglichkeit, Igelino und seine Freunde kennenzulernen und zeigen Sie während dem Lesen die Parallelen zu Ihrem Kind oder zu der betroffenen Person im Umfeld des Kindes auf. Achten Sie auf die Reaktionen Ihres Kindes und machen Sie eine Lesepause, wenn Sie den Eindruck haben, dass Ihr Kind mit der Thematik überfordert ist.

© Der/die Autor(en), exklusiv lizenziert an Springer-Verlag GmbH, DE, ein Teil von Springer Nature 2023
L. Pongratz, *Igelino und das Schlummermonster*, https://doi.org/10.1007/978-3-662-65986-1_2

2.1   Wenn eine Person im Umfeld Ihres Kindes betroffen ist

Parallelen zur betroffenen Person ziehen

„Der kleine Igelino hat große Angst davor, ins Bett zu gehen. Deine Schwester Denise hat auch immer wieder Albträume, deswegen fällt ihr das so schwer."

„Siehst du? Igelino bekommt Herzklopfen und atmet ganz schnell, wenn er Angst hat. Das ist wie bei deinem Bruder Thomas."

„Igelino ist wie dein Papa. Auch er kann manchmal nächtelang nicht gut schlafen, weil er sich viele Gedanken und Sorgen macht."

„Wenn Igelino nicht gut schlafen kann, ist er am nächsten Tag sehr müde und ausgelaugt. Deiner älteren Schwester Anja geht das auch so – deswegen ist sie manchmal so schnell genervt."

„Die Igelfamilie bekommt Hilfe von der weisen Eule. Das ist bei Anja auch so. Nur ist das keine weise Eule, sondern eine Psychotherapeutin. Sie spricht mit ihr und hilft ihr dadurch, wieder entspannter und besser schlafen zu können."

Mögliche Nachfragen
„Aber warum geht es meiner Tante/Bruder/Oma/Sarah/Papa/ so?"

Erklären Sie Ihrem Kind, dass es viele Gründe dafür geben kann, warum man nicht gut schlafen kann und dass es sehr wichtig für unseren Körper und unsere Psyche ist, ausreichend erholsamen Schlaf zu bekommen.

Beispiel

„Denke einmal daran, was du an einem Tag alles erlebst. Du gehst in den Kindergarten/Schule, spielst mit Freundinnen, lernst neue Menschen kennen, dir werden viele neue Dinge beigebracht – all das ist anstrengend für deinen Körper, aber auch für dein Gehirn. Es kostet viel Energie, so viel verarbeiten zu dürfen. Deswegen ist es so wichtig, sich ausruhen und im Schlaf wieder erholen zu können. Wenn wir nicht schlafen können, dann fehlt uns diese Erholung und wir fühlen uns müde, ausgelaugt oder können sogar schnell wütend oder traurig werden."

„Wenn Menschen nicht gut schlafen können, kann es dafür viele Gründe geben. Vielleicht haben sie ganz viele Gedanken und Sorgen im Kopf, die sie so sehr beschäftigen, dass das Schlafen ihnen schwerfällt. Vielleicht haben sie aber auch Angst davor, ins Bett zu gehen, weil sie häufig schlecht träumen oder sich im Dunkeln fürchten? Das kommt besonders bei Kindern immer wieder vor."

„Kann es mir auch passieren, nicht mehr gut schlafen zu können?" Erklären Sie Ihrem Kind, dass die meisten Menschen manchmal Phasen haben, in denen sie nicht so gut schlafen können, und dass da auch schnell wieder vorüber gehen kann. Stellen Sie klar, dass es einige unterschiedliche Wege gibt, den Schlaf wieder zu verbessern.

Beispiel

„Manchmal nicht gut schlafen zu können ist etwas ganz Normales und die meisten Menschen kennen das. Häufig sind solche Phasen auch schnell wieder vorbei. Wenn du aber einmal länger nicht gut schlafen kannst, dann gibt es viele Dinge, die man selbst tun kann, damit es einem besser geht. Wir sind immer für dich da, wenn du Hilfe brauchst."

„Was kann ich tun, um zu helfen?" Erklären Sie Ihrem Kind, dass es für betroffene Menschen da sein kann und Verständnis aufbringen kann, wenn diese Person zunehmend gereizt oder genervt reagiert.

Beispiel

„Wichtig ist, dass wir für Anja da sind und es auch nicht gleich persönlich nehmen, wenn sie wieder schlecht gelaunt ist. Auch wenn es uns manchmal weh tut oder kränkt, liegt es nicht an uns, dass sie so gereizt ist, sondern daran, dass sie so schlecht schlafen kann."

2.2 Wenn Ihr Kind betroffen ist

Parallelen zu Ihrem Kind ziehen

„Siehst du, wie der kleine Igelino vor dem Schlafengehen trödelt? Das machst du auch manchmal, stimmt's? "

„Igelino macht sich über viele Dinge Gedanken und Sorgen. Kennst du das auch?"

„Wenn er allein im Bett liegt, hat Igelino plötzlich Angst vor Räubern, Hexen und bösen Wölfen. Du hast dann auch manchmal Angst, habe ich Recht?"

„Igelino bekommt Herzklopfen und eine ganz schnelle Atmung, wenn er nachts allein im Bett ängstlich ist. Kennst du dieses Gefühl auch?"

„Schau mal, wie das Schlummermonster Igelino geholfen hat. Auch dir können die Übungen des Schlummermonsters bestimmt beim besseren Schlafen helfen."

Mögliche Nachfragen
„Aber warum fühle ich mich so?"
Erklären Sie Ihrem Kind, dass es unterschiedliche Gründe dafür geben kann. Einerseits sind manche Kinder sensibler und nehmen Dinge anders wahr. Stellen Sie die sensible Persönlichkeit auch als Stärke dar. Andererseits gibt es vielleicht ein belastendes Ereignis, das daran mitbeteiligt ist. Auch die Vererbbarkeit können Sie erwähnen.

Beispiel

„Dafür kann es viele Ursachen geben. Manche Menschen sind sensibler als andere und empfinden intensiver. Das heißt, du nimmst die Dinge stärker wahr. Da kann es auch sein, dass du schneller viele Gedanken und Sorgen hast und deswegen schlechter schläfst als andere. Vielleicht liegt es aber auch daran, dass Papa und ich uns so häufig streiten und du darüber nachdenkst. Oder liegt es daran, dass du diesen gruseligen Film gesehen hast, vor dem du dich jetzt fürchtest? Wir sind immer für dich da und unterstützen dich, damit es dir bald wieder besser geht."

„Geht es auch anderen Menschen so wie mir?" Klären Sie Ihr Kind über das häufige Auftreten von Schlafproblemen auf und setzen Sie den Fokus auf die Möglichkeiten, zu unterstützen.

Beispiel

„Ja, viele Kinder, Jugendliche und Erwachsene haben Probleme beim Schlafen. Das ist eigentlich nichts Ungewöhnliches und es kann dafür ganz viele unterschiedliche Gründe geben. Bei den meisten dauern solche Phasen jedoch nicht allzu lang. Wenn du über längere Zeit Probleme beim Schlafen hast, dann können wir gemeinsam Wege finden, dass es dir besser geht."

„Wann wird es mir wieder besser gehen?" Erklären Sie Ihrem Kind, dass Sie ihm keinen konkreten Zeitraum nennen können. Versichern Sie ihm jedoch, dass alles wieder gut wird und Sie für es da sind.

Beispiel

„Das kann ich dir nicht genau sagen. Sicher ist aber, dass es dir wieder besser gehen wird. Gemeinsam werden wir das schaffen und wir sind immer für dich da."

3

Igelino und das Schlummermonster

Liebe Erwachsene, liebe Kinder!

Ihr dürft bald Igelino kennenlernen – das wird bestimmt lustig. Igelino erlebt mit seinen Freunden die spannendsten Abenteuer. Meistens geht es um die „Psyche" der Waldtierkinder. Aber was bedeutet eigentlich „Psyche"? Wir alle haben eine Psyche und einen Körper. Ihr wisst schon, was ein Körper ist. Das sind unsere Arme, Beine, unser Kopf, unser Bauch, Rücken und Popo. Alles was wir an uns selbst anfassen können. Die Psyche ist etwas schwieriger zu erklären. Damit sind unsere Gedanken, unsere Handlungen und unsere Gefühle gemeint. Der Psyche kann es manchmal gut und manchmal schlecht gehen. Beides ist normal. Wenn es der Psyche aber hauptsächlich schlecht geht, ist es wichtig, darüber zu reden, damit sie sich wieder erholen und besser fühlen kann. Das ist ähnlich wie mit unserem Körper. Wenn der Körper krank ist, zum Beispiel Fieber hat, dann benötigt er Ruhe, liebevolle Pflege und vielleicht sogar ein Medikament, damit es besser wird. Es ist ganz wichtig, dass wir gut auf unseren Körper und unsere Psyche achten, beide sind ein Teil von uns.

So, nun kommen wir aber endlich zur Igelino-Geschichte. Wichtig ist, dass ihr es euch richtig bequem macht. Sucht euch einen ungestörten, gemütlichen Ort zum gemeinsamen Lesen. Wählt einen Zeitpunkt, an dem ihr nicht zu müde seid und genug Energie und Geduld für Igelino mitbringt. Hört gut auf euer Bauchgefühl und tut das, womit ihr euch wohlfühlt. Viel Spaß!

© Der/die Autor(en), exklusiv lizenziert an Springer-Verlag GmbH, DE, ein Teil von Springer Nature 2023
L. Pongratz, *Igelino und das Schlummermonster*, https://doi.org/10.1007/978-3-662-65986-1_3

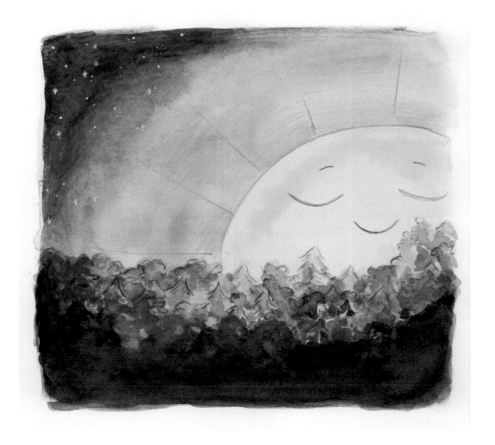

》Ein wunderschöner Herbsttag im Wald ging zu Ende. Das bunte Laub der Bäume wurde in ein warmes, gelb-rötliches Licht getaucht und die Sonne verabschiedete sich mit einem zufriedenen Seufzen. Auch für Igelino war es an der Zeit, ins Bett zu gehen, schließlich musste er am nächsten Tag schon ganz früh aufstehen, um in die Schule zu gehen. „Los Igelino, bitte putze dir die Zähne und mache dich bettfertig", rief Mama Igel aus dem Igelwohnzimmer. Doch Igelino wollte so gar nicht ins Bett gehen. Er wollte eigentlich nie ins Bett gehen, denn das Einschlafen, das machte ihm nicht den geringsten Spaß. Also ließ er sich viel Zeit, putzte im Schneckentempo die Zähne, verbrachte mehr Zeit als notwendig am Klo und bewegte sich sehr, sehr langsam.

Aktion 1 Besprechen Sie mit Ihrem Kind, welche Gründe Igelino wohl habe könnte, weshalb er nicht ins Bett gehen möchte.

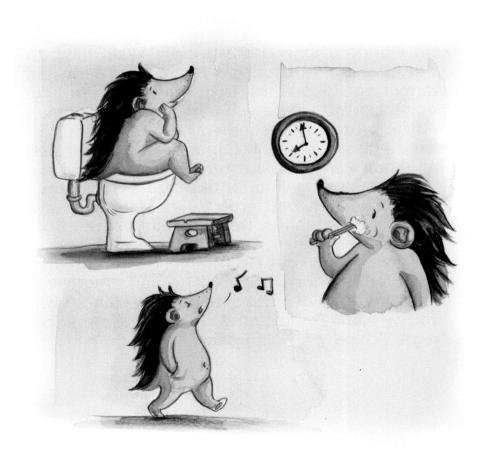

» „Igelino, es ist schon viel zu spät. Bitte beeile dich", rief Mama Igel wieder. Widerwillig ging Igelino in sein Zimmer hinauf, zog sich seine Schlafsocken an und legte sich ins Bett. Mama Igel und Papa Igel setzten sich zu ihm und lasen ihm eine spannende Geschichte eines Fuchses und einer Gans vor, doch Igelino konnte sich einfach nicht entspannen. Er hatte Angst davor, dass die Geschichte bald zu Ende sein und er dann in seinem kleinen, dunklen Zimmer allein sein würde. Oft schon hatte er von gruseligen Gestalten geträumt. Manchmal lag Igelino auch stundenlang wach, bevor er einschlafen konnte.

Aktion 2 Fragen Sie Ihr Kind, ob es selbst schon Albträume gehabt hat, und teilen Sie auch Ihre Erfahrungen mit guten und schlechten Träumen.

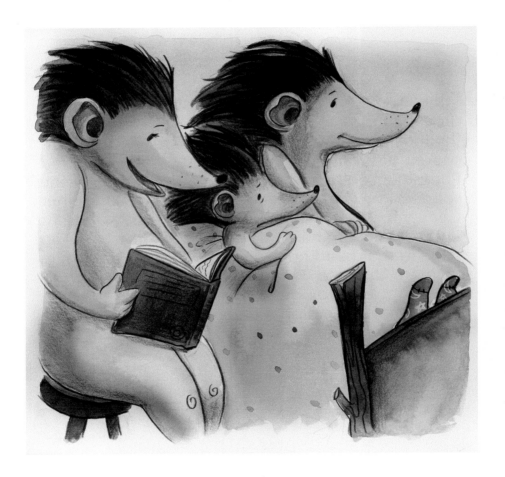

» „So lieber Igelino, wir wünschen dir eine gute Nacht, schlaf gut und träum schön", sagten Mama und Papa Igel und gaben ihm einen dicken Kuss auf die Stirn. Dann drehten sie das Licht aus und schlossen die Zimmertür hinter sich. Sofort wurde Igelino unwohl zumute. Er zog sich die Decke hinauf bis zur Nase und sein Herz schlug schneller. Igelino fielen plötzlich alle gruseligen Dinge ein, die er kannte. Er dachte an gemeine, kichernde Hexen. Er dachte an Räuber und Banditen. Er dachte an böse, hinterlistige Wölfe.

Aktion 3 Überlegen Sie sich gemeinsam mit Ihrem Kind Dinge, an die es denken könnte, wenn es nicht einschlafen kann. Beispiele hierfür wären lustige Spiele, Erlebnisse mit Freunden oder der Familie, den nächsten Familienurlaub, Schulferien etc.

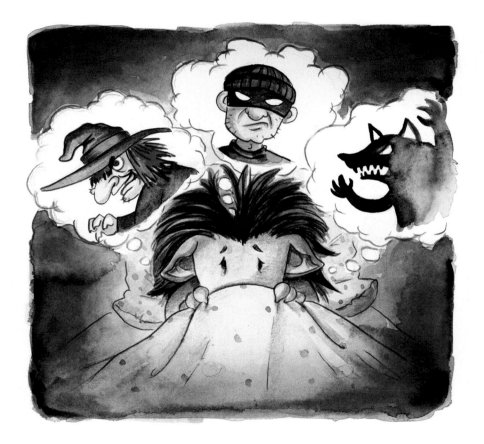

»Dadurch hatte Igelino solche Angst, dass er sich nicht einmal mehr traute, in das Schlafzimmer seiner Igeleltern zu laufen. Plötzlich vernahm er in der Ecke seines Zimmers ein Rascheln. Dann hörte er ein lautes „Ruuuumms". „Aua", hörte er eine Stimme sagen. Igelino sprang aus seinem Bett, flitzte zum Lichtschalter und als es im Zimmer hell wurde, sah er ein seltsam, lustig aussehendes Wesen in der Ecke sitzen. Es rieb sich die große Zehe. „Was bist du denn für ein Tier?", fragte der kleine Igel ängstlich. „Gar keins. Ich bin nämlich ein Schlummermonster", antwortete die komische Gestalt. Es sah ein bisschen wie ein altes Kopfkissen aus, nur dass es sich bewegen konnte und richtig große, weiße Füße hatte. „Du brauchst keine Angst zu haben, ich bin nämlich gekommen, um dir zu helfen", sagte das Schlummermonster fröhlich.

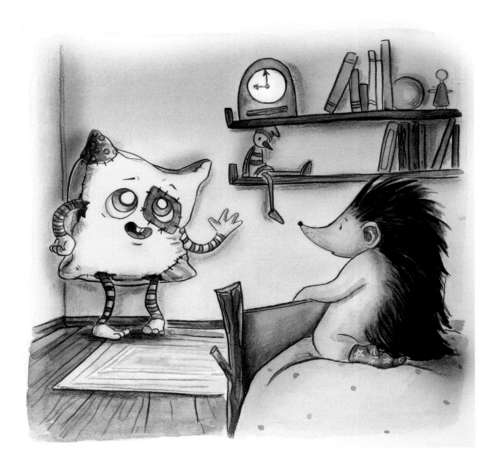

» „Wenn wir Schlummermonster nämlich eine Sache können, dann ist es das Schlummern", erzählte das Schlummermonster weiter „und dabei scheinst du dir schwer zu tun." Daraufhin war Igelino beruhigt und erzählte dem Schlummermonster alles. Er erzählte von der kichernden Hexe, dem garstigen Räuber und dem bösen Wolf. Er erzählte von der lähmenden Angst, die ihn erfasste, wenn er an all diese bösen Gestalten dachte und daran, wie sie ihn auch in seinen Träumen besuchen kamen. Das Schlummermonster saß im Schneidersitz am Boden und hörte aufmerksam zu. Dann sagte er: „Ich verstehe. Wenn ich mir diese gruseligen Dinge vorstelle, dann wird mir auch ganz bang. Was bin ich froh, dass es diese Bösewichte nur in deinem Kopf gibt." Plötzlich sprang das Schlummermonster auf und rief: „Aber klar doch, das ist es. Ich hab's. Ich habe die Lösung."

Aktion 4 Basteln Sie gemeinsam mit Ihrem Kind ein Schlummermonster. Nehmen Sie dafür ein altes Kissen, dass Sie mit Flecken bekleben/benähen und malen/kleben Sie ein freundliches Gesicht darauf. Der Kreativität sind keine Grenzen gesetzt.

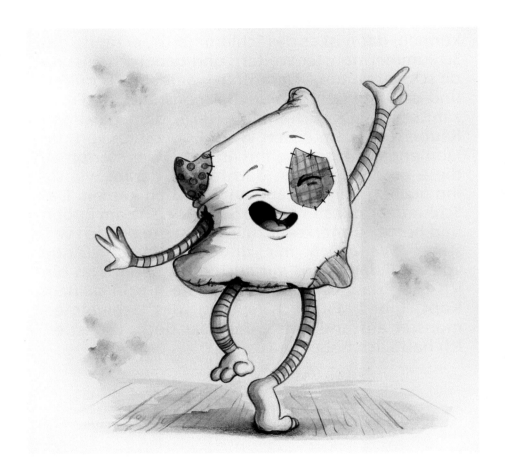

» „Was meinst du?", fragte Igelino hoffnungsvoll. „Naja, wenn diese Bösewichte nur in deinem Kopf sind, du sie dir also mit deiner Fantasie vorstellst und sie mit deinen Gedanken erschaffen hast, dann kannst du sie auch verändern", strahlte das Schlummermonster. „Du hast Recht", freute sich Igelino. „Ich werde es ausprobieren." Sofort begann der kleine Igel, an die kichernde Hexe zu denken. Gleich wurde ihm wieder unwohl zumute. Doch dann stellte er sich die Hexe mit dicken Schneidezähnen vor, wie sie nur die Waldhasen haben, und er musste lachen. Plötzlich war die kichernde Hexe nicht mehr gruselig, sondern lustig. „Sehr gut, Igelino. Das machst du spitze!", lobte ihn das Schlummermonster.

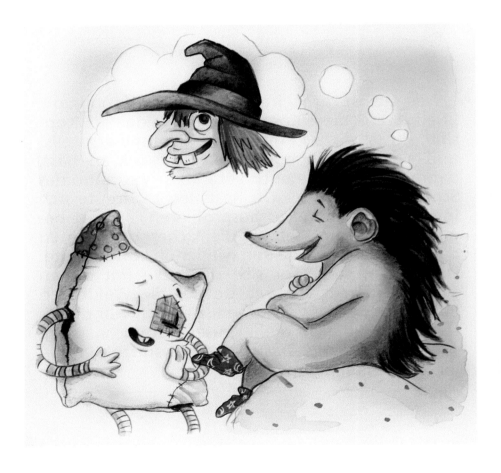

» Dann dachte Igelino auch an den garstigen Räuber, der nun einen schicken, rosaroten Hut trug. Auch der böse Wolf war auf einmal gar nicht mehr so schrecklich, da er jetzt in der Vorstellung des kleinen Igels Lippenstift und ein weißes Sommerkleid mit roten Punkten anhatte.

Aktion 5 Malen Sie gemeinsam mit Ihrem Kind die gruseligen Gestalten auf, vor denen es sich in der Nacht, im Dunkeln oder in seinen Träumen fürchtet.

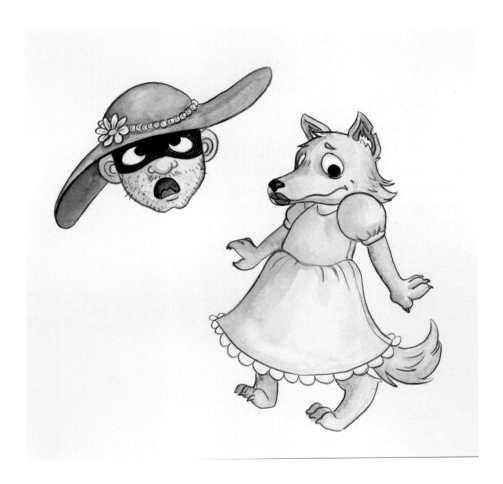

» Igelino und das Schlummermonster hielten sich ihre Bäuche vor Lachen. „Du bist ein Hit", prustete das Schlummermonster. Als sie sich wieder beruhigt hatten, fragte Igelino verunsichert: „Aber was soll ich machen, wenn ich trotzdem schlecht träume?" „Auch da gibt es einen kleinen Trick. Manchmal wird man beim schlechten Träumen so aufgeregt, dass man ganz schnell zu atmen beginnt. Das regt dich dann noch mehr auf und das Schlummern wird ganz schön schwer. Am besten, du zählst langsam bis 5, wenn du einatmest und langsam bis 5, wenn du wieder ausatmest." Gemeinsam probierten die beiden, beim Atmen bis 5 zu zählen und es beruhigte Igelino tatsächlich. Er war von dem Zählen so abgelenkt, dass er gar nicht mehr an schlimme Träume denken konnte.

Aktion 6 Nun verpassen Sie den gruseligen Gestalten neue, lustige Merkmale: Zu große oder zu kleine Körperteile, amüsante Kleidungsstücke, witzige Sprechblasen – werden Sie gemeinsam kreativ!

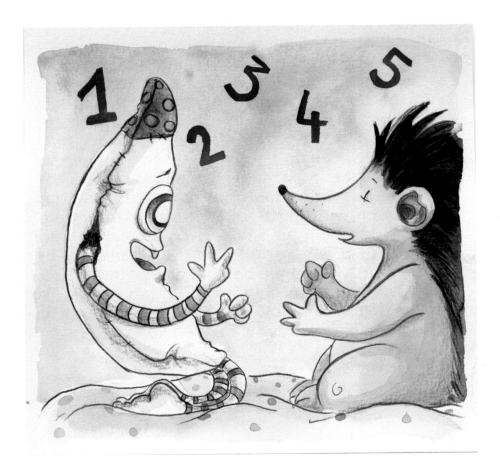

» Igelino und das Schlummermonster zählten so lange, bis sich der kleine Igel wieder ganz ruhig und wohl fühlte. „So, lieber Igelino. Ich muss jetzt wieder weiterreisen und einem anderen Tierkind helfen, richtig zu schlummern. Ich wünsche dir eine gute Nacht, schöne Träume – und wenn du Angst hast, dann denk an mich", flüsterte das Schlummermonster und verschwand durch das Fenster im Mondlicht. Igelino kuschelte sich unter seine Decke und nach kurzer Zeit fielen ihm die Augen zu.

Aktion 7 Tun Sie es Igelino und dem Schlummermonster gleich und führen Sie gemeinsam die Zählatmung durch. Diese Ressourcenübung finden Sie auch in Abschn. 7.2.

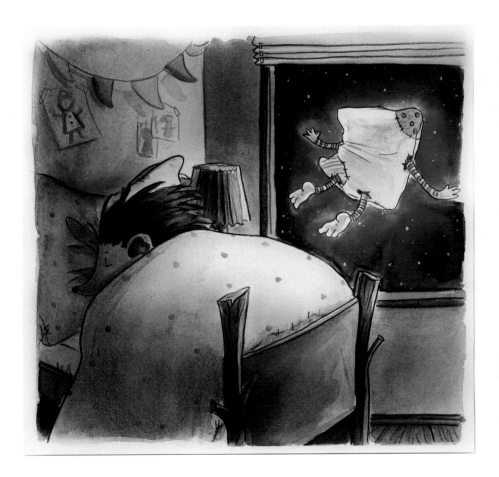

4

Was ist eine Schlafstörung?

Guter Schlaf ist für uns Menschen (und die meisten Lebewesen) ein Grundbedürfnis. Unser Gehirn benötigt die Erholung, um wieder richtig funktionieren zu können und unser Körper darf sich für weitere Aktivität ausreichend regenerieren.

Probleme mit dem Schlafen können vielfältig auftreten und unterschiedliche Gesichter haben. Die meisten Menschen leiden im Laufe ihres Lebens unter Schlafproblemen wie Ein- oder Durchschlafproblemen, zu frühes Erwachen oder Albträumen.

Von einer Schlafstörung spricht man dann, wenn diese Schlafprobleme über einen längeren Zeitraum andauern, in einer gewissen Intensität auftreten oder enormen Leidensdruck verursachen. Zur Klassifikation einer psychiatrischen Störung haben sich 2 Diagnosesysteme etabliert, die im Folgenden kurz vorgestellt werden.

DSM-V

Der DSM-V oder auch (aus dem Englischen übersetzt) „Diagnostischer und statistischer Leitfaden psychischer Störungen" ist hauptsächlich in den USA, aber auch in Europa in Gebrauch. Es wird von der American Psychiatric Association (APA) herausgegeben und bedient sich einem kategoriellen System. Ausschlussgründe für eine psychiatrische Störung im DSM-V sind die Symptomentstehung durch die Einnahme von Medikamenten oder eine Veränderung des Verhaltens und Empfindens aufgrund von normalen Lebensumständen, wie zum Beispiel reale Angst.

© Der/die Autor(en), exklusiv lizenziert an Springer-Verlag GmbH, DE, ein Teil von
Springer Nature 2023
L. Pongratz, *Igelino und das Schlummermonster*, https://doi.org/10.1007/978-3-662-65986-1_4

ICD-10

Die „International Classification of Diseases" (kurz: ICD-10) ist die bereits 10. und derzeit aktuelle Version eines Krankheitsklassifikationssystems, das im deutschsprachigen Raum vielfach verwendet wird. Anhand des ICD-10 ist es nicht nur möglich, psychische Krankheiten und Verhaltensauffälligkeiten zu diagnostizieren, sondern es beinhaltet auch alle bekannten körperlichen Krankheiten. Neurologische Erkrankungen, Beschwerden im Herz-Kreislauf-Bereich, orthopädische Abnormitäten – all diese Krankheitsbilder werden anhand des ICD-10 diagnostiziert. Für Praktikerinnen im Fachbereich Klinische Psychologie ist das Kapitel F interessant. Es umfasst alle psychischen Störungen und Verhaltensauffälligkeiten im Kindes- und Erwachsenenalter.

Es gibt viele unterschiedliche Arten von Schlafstörungen, die alle in Folge näher erklärt werden. In der Igelino-Geschichte leidet Igelino unter der Angst vor dem Schlafengehen und einer damit verbundener Einschlafstörung sowie unter Albträumen.

4.1   Arten von Schlafstörungen

4.1.1   Insomnie

Symptome nach ICD-10:

Nach ICD-10 (2016) ist eine Insomnie wie folgt klassifiziert

A. Klagen über Einschlafstörungen, Durchschlafstörungen oder eine schlechte Schlafqualität ohne erfrischende Wirkung.
B. Die Schlafstörungen treten mindestens 3-mal pro Woche während mindestens eines Monats auf.
C. Die Schlafstörungen verursachen entweder einen deutlichen Leidensdruck oder wirken sich störend auf die alltägliche Funktionsfähigkeit aus.
D. Verursachende organische Faktoren fehlen, wie z. B. neurologische oder andere somatische Krankheitsbilder, Störungen durch Einnahme psychotroper Substanzen oder eine Medikation.

In der Klinik berichten mir häufig Jugendliche von Ein- und Durchschlafstörungen. Sie leiden unter ständigem Grübeln und Gedankenkreisen und können kognitiv einfach nicht abschalten, um guten Schlaf zu finden. Durchschlafstörungen sind durch (teilweise) häufiges nächtliches Erwachen und Schwierigkeiten beim Wiedereinschlafen gekennzeichnet.

Kinder leiden häufig unter nächtlichen Ängsten, vor allem die Angst vor Dunkelheit, vor Monstern und Gruseligem oder davor, allein zu schlafen. Diese Schlafprobleme resultieren häufig aus alterstypischen Entwicklungsphasen, können aber auch durch mangelnde Einschlafrituale, ein fehlendes Sicherheitsgefühl und schlechte Schlafhygiene entstehen. Klare Abläufe und Regeln vor dem Zubettgehen kann für viele Kinder angstlösend wirken. Näheres hierzu erfahren Sie im Kapitel „Psychologische Tipps".

4.1.2   Albträume

Symptome nach ICD-10:

Nach ICD-10 (2016) sind Albträume (Angstträume) wie folgt klassifiziert

A. Aufwachen aus dem Nachtschlaf oder dem Nachmittagsschlaf mit detaillierter und lebhafter Erinnerung an heftige Angstträume, die meistens Bedrohungen des eigenen Lebens, der Sicherheit oder des Selbstwertgefühls beinhalten. Das Aufwachen kann zu jeder Zeit der Schlafperiode erfolgen, wenngleich die Albträume typischerweise in der 2. Nachthälfte auftreten.
B. Nach dem Aufwachen aus erschreckenden Träumen sind die Betroffenen rasch orientiert und wach.
C. Das Traumerleben selbst und die Störung des Schlafes, die durch das Aufwachen zusammen mit den Episoden resultiert, verursachen bei den Betroffenen einen deutlichen Leidensdruck.
D. Verursachende organische Faktoren fehlen, wie z. B. neurologische und andere somatische Krankheitsbilder, Störungen durch Einnahme psychotroper Substanzen oder eine Medikation.

Albträume können bei uns Erwachsenen massive Ängste auslösen. Nun ist es nicht schwer vorstellbar, wie es Kindern mit Angstträumen gehen muss, da sie ihre Gefühle noch nicht so gut selbst regulieren können und häufig auch eine sehr lebhafte Fantasie besitzen.

In unseren Träumen verarbeiten wir unterbewusst die Eindrücke, Erlebnisse und Emotionen der Wachzeit. Wenn wir nun wiederholt und intensiv verängstigende Träume mit demselben oder ähnlichen Inhalten durchleben, können wir dies als Warnsignal unseres Unterbewusstseins deuten. Worauf werden wir aufmerksam gemacht? Was belastet uns so, dass wir es tagsüber vielleicht verdrängen oder verleugnen müssen? Das Gleiche ist es bei unseren Kindern. Wie solche sich ständig wiederholenden Albträume mit Kindern besprochen und gemeinsam verarbeitet werden können lesen Sie im Abschn. 7.2.

4.1.3 Hypersomnie

Nicht nur zu wenig qualitätsvoller Schlaf, sondern auch zu viel Schlaf kann ein Problem für unsere Psyche und unseren Körper darstellen. Hierbei wird von einer Hypersomnie gesprochen. Diese tritt besonders häufig in Zusammenhang mit affektiven Störungen wie beispielsweise depressiven Episoden oder Angststörungen auf.

Symptome nach ICD-10:

Nach ICD-10 (2016) ist eine Hypersomnie wie folgt klassifiziert

A. Klagen über übermäßige Schlafneigung während des Tages oder über Schlafanfälle oder über einen verlängerten Übergang zum vollen Wachzustand (Schlaftrunkenheit), die nicht durch eine inadäquate Schlafdauer erklärbar ist.
B. Diese Schlafstörung tritt fast täglich über mindestens einen Monat oder in wiederkehrenden Perioden kürzerer Dauer auf und verursacht entweder einen deutlichen Leidensdruck oder eine Beeinträchtigung der alltäglichen Funktionsfähigkeit.
C. Fehlen von zusätzlichen Symptomen einer Narkolepsie oder Schlafapnoe.
D. Verursachende organische Faktoren fehlen, wie z. B. neurologische und andere somatische Krankheitsbilder, Störungen durch Einnahme psychotroper Substanzen oder eine Medikation.

Bei einer Narkolepsie (Punkt C) handelt es sich um ein scheinbar plötzliches Einschlafen während des Tages, das mit einem Verlust der Muskelspannung einhergeht. Diese akuten „Schlafattacken" sind mit starkem psychischem Stress assoziiert und zählen nicht zu den nichtorganischen Schlafstörungen. Eine Schlafapnoe ist durch nächtliche Atempausen und typische intermittierende Schnarchgeräusche gekennzeichnet.

4.1.4 Störung des Schlaf-Wach-Rhythmus

Symptome nach ICD-10:

Nach ICD-10 (2016) ist eine Störung des Schlaf-Wach-Rhythmus wie folgt klassifiziert

A. Das Schlaf-Wach-Muster der Betroffenen ist nicht synchron mit dem gewünschten Schlaf-Wach-Rhythmus, der durch die gesellschaftlichen Anforderungen bestimmt ist und von den meisten Menschen in der Umgebung der Betroffenen geteilt wird.
B. Als Folge dieser Störung erleben die Betroffenen Schlaflosigkeit während der Hauptschlafperiode oder Hypersomnie während der Wachperiode fast täglich mindesten einen Monat lang oder wiederholt während kürzerer Zeiträume.
C. Unbefriedigende Dauer, Qualität und Zeitpunkt des Schlafes verursache entweder einen deutlichen Leidensdruck oder wirken sich störend auf die alltägliche Funktionsfähigkeit aus.
D. Verursachende organische Faktoren fehlen, wie z. B. neurologische und andere somatische Krankheitsbilder, Störungen durch Einnahme psychotroper Substanzen oder eine Medikation.

Eine Störung des Schlaf-Wach-Rhythmus zeigt sich klinisch vor allem bei Jugendlichen und Erwachsenen. Häufig gehen mit dieser Tag-Nacht-Umkehr auch affektive Probleme wie depressive Symptome wie Niedergeschlagenheit, Lustlosigkeit, Energieverlust und auch erhöhte soziale oder allgemeine Ängstlichkeit einher.

Durch das Schlafen während der eigentlichen Tagzeit kommt es für viele Jugendliche zum Verlust von Lehrstellen, Arbeitsplätzen oder zu Lernversäumnissen in der Schule. Der Kontakt zu Gleichaltrigen und auch zur Familie nimmt stetig ab – häufig kommt es zu einer Vereinsamung und sozialen Isolation.

Auch soziale Medien und das Internet spielen hierbei eine Rolle. Viele Jugendliche ziehen sich gänzlich in eine Online-Welt zurück und spielen beispielsweise die ganze Nacht über am Computer oder auf der Playstation.

4.1.5   Schlafwandeln

Symptome nach ICD-10:

Nach ICD-10 (2016) ist das Schlafwandeln (Somnambulismus) wie folgt klassifiziert

A. Das vorherrschende Symptom ist gekennzeichnet durch wiederholte Episoden (2 oder mehr), in denen die Betroffenen das Bett während des Schlafes verlassen und mehrere Minuten bis zu einer halben Stunde umhergehen, meist während des ersten Drittels des Nachtschlafes.
B. Während einer solchen Episode haben die Betroffenen meistens einen leeren, starren Gesichtsausdruck, sie reagieren verhältnismäßig wenig auf die Bemühungen anderer, den Zustand zu beeinflussen oder mit ihnen in Kontakt zu kommen und sind nur unter großen Schwierigkeiten aufzuwecken.
C. Nach dem Erwachen (entweder direkt nach dem Schlafwandelnd oder am nächsten Morgen) haben die Betroffenen eine Amnesie für die Episode (keine Erinnerung).
D. Innerhalb weniger Minuten nach dem Aufwachen aus der Episode besteht keine Beeinträchtigung der geistigen Aktivität oder des Verhaltens, obgleich anfänglich eine kurze Phase von Verwirrtheit und Desorientiertheit auftreten kann.
E. Fehlende Belege für eine organische psychische Störung wie eine Demenz oder eine körperliche Störung wie Epilepsie.

Obwohl das Schlafwandeln eigentlich harmlos ist, gibt es für betroffene Personen während einer Episode aufgrund der verminderten Bewusstseinslage ein erhöhtes Verletzungsrisiko. Es ist ratsam, schlafwandelnde Kinder, Jugendliche und Erwachsene ruhig wieder zurück ins Bett zu führen, anstatt sie aufzuwecken, da dies für die Betroffenen sehr irritierend sein kann.

Häufiges Schlafwandeln ist mit emotionalen Belastungen und Stress assoziiert. Es wäre demnach wichtig, sich über die Belastungen des Tages Gedanken zu machen und Kinder und Jugendliche dabei zu unterstützen, sich mit ihren Problemen aktiv auseinanderzusetzen.

4.1.6   Nachtschreck (Pavor nocturnus)

Wie der Name schon sagt, kommt es beim sog. „Nachtschreck" zu nächtliche Episoden massiver Angst und Panik, die durch lautes Schreien und plötzlicher hektischer Bewegung charakterisiert ist. Anders als bei Albträumen sind die Angstauslöser nicht für betroffene Personen erinnerlich.

Das abrupte Aufschrecken aus dem Schlaf, das Geschrei, das Augenüberdrehen oder die mangelnde Ansprechbarkeit der Kinder kann für Eltern zunächst sehr verängstigend wirken. Pavor nocturnus ist auf das nicht vollständig entwickelte Nervensystem von Kindern zurückzuführen und tritt vor allem bei Kindern unter 6 Jahren auf. Bezugspersonen sollten während der Angstattacke bei dem Kind bleiben und möglichst Ruhe ausstrahlen. Nach wenigen Minuten sind die Kinder dann zumeist entweder wach oder schlafen wieder ein.

Symptome nach ICD-10:

Nach ICD-10 (2016) ist Nachtschreck wie folgt klassifiziert

A. Wiederholte Episoden (2 oder mehr) von Erwachen aus dem Schlaf mit einem Panikschrei, heftiger Angst, Körperbewegungen und vegetativer Übererregbarkeit mit Tachykardie, Herzklopfen, schneller Atmung und Schweißausbruch.
B. Diese Episoden treten hauptsächlich während des ersten Drittels des Nachtschlafes auf.
C. Die Dauer beträgt weniger als 10 min.
D. Wenn andere Personen versuchen, auf die Betroffenen während der Episode beruhigend einzuwirken, reagieren die Betroffenen hierauf nicht; es folgt darauf Desorientiertheit und perseverierende Bewegungen.
E. Die Erinnerung an das Geschehen ist sehr begrenzt.
F. Verursachende organische Faktoren fehlen, wie z. B. neurologische und andere somatische Krankheitsbilder, Störungen durch Einnahme psychotroper Substanzen oder eine Medikation.

4.2 Schlafprobleme bei psychischen Erkrankungen

Wie bereits erwähnt stehen hinter Problemen beim Schlafen häufig andere Themen. Psychischer Stress und andauernde Belastungsfaktoren wie hochstrittige Familienkommunikation, Leistungsstress und soziale Unsicherheiten sind oft die Ursache für unzureichend qualitativen Schlaf. Schlafstörungen treten nicht selten im Zusammenhang mit anderen psychischen Erkrankungen auf.

4.2.1 Depressive Episoden

Im Volksmund sehr bekannt und häufig auch inflationär verwendet: die Depression. Depressive Episoden zeichnen sich insbesondere durch eine traurige, dysphorische Stimmung, Verlust an Freude und Interessen und eine starke Lustlosigkeit aus. Des Weiteren kommt es zu Symptomen wie Appetitlosigkeit oder Zunahme des Appetits, erhöhter Reizbarkeit, einer negativistischen Selbst- und Fremdwahrnehmung und Selbstabwertung.

Schlaf spielt bei depressiven Episoden eine große Rolle. Viele Menschen mit einer Depression berichten von Einschlaf- und Durchschlafstörungen, extrem frühem Erwachen oder einer Umkehr des Tag-Nacht-Rhythmus. Durch das zu wenige oder zu viele Schlafen fehlt Betroffenen tagsüber die Energie, um sich zu Aktivitäten zu motivieren, die ihnen vielleicht gut tun würden – ein Teufelskreislauf beginnt.

Es ist essenziell, bei depressiven Episoden auch die Schlafstörung mitzubehandeln. Möglich sind Gesprächstherapie, Entspannungstraining, aber auch medikamentöse Interventionen, die sich als wirksam herausgestellt haben.

4.2.2 Angststörungen

Angst – sie kann viele unterschiedliche Gesichter haben. Die meisten Menschen kennen Angst und eine gewisse Vorsicht und Unsicherheit ist auch je nach Entwicklungsphase normal. Viele Kinder haben Angst vor dem Schlafengehen, das liegt einerseits an erhöhter Ängstlichkeit vor dem Alleinsein, vor Unheimlichen wie Geistern, Gespenstern, Monstern und Hexen und auch an einer evolutionär bedingten Angst vor der Dunkelheit.

Kommt es in der Kindheit im Jugendalter oder im Erwachsenenalter zu Angststörungen, dann ist auch häufig der Schlaf beeinträchtigt. Jugendliche und Erwachsene machen sich beispielsweise viele Gedanken vor dem Schlafengehen. Zumeist sind das existenzielle Ängste oder aber soziale Ängstlichkeit und Leistungsdruck, in der Schule oder am Arbeitsplatz. Kinder haben vor allem Angst davor, verlassen zu werden oder dass ihre Eltern sich trennen oder scheiden lassen könnten. Auch neue Situationen können bei Kindern große Unsicherheiten hervorrufen, beispielsweise der Wechsel in eine neue Schule oder ein Umzug.

4.2.3   Bipolare Störung

Bei bipolaren Störungen kommt es zu abwechselnden Phasen von depressiver Stimmung und manischen Episoden. Manien sind vor allem gekennzeichnet durch ein Hochgefühl, dass zu selbstüberschätzenden und teilweise sehr risikoreichen Handlungen verleitet. Betroffene zeigen in einer manischen Phase häufig impulsives Verhalten, geben viel Geld aus oder kündigen ihre Jobs. Die negativen Konsequenzen führen wiederum rasch zu verstärkter Symptomatik in depressiven Episoden, die zumeist unweigerlich auf eine manische Episode folgen.

Das Erregungslevel in manischen Phasen ist meist so hoch, dass es zu einer Schlaflosigkeit führen kann. Durch die fehlende Erholungszeit fällt es betroffenen Menschen dann noch schwerer, vernünftig zu denken und gute Entscheidungen zu treffen.

4.2.4   Psychosen

Von Psychosen spricht man, wenn es bei Menschen zu einer verzerrten Wahrnehmung kommt. Häufig ist das bei Erkrankungen aus dem schizophrenen Formenkreis der Fall. Zu psychotischen Geschehen zählen unter anderem akustische Halluzinationen, visuelle Halluzinationen oder wahnhaftes Erleben wie zum Beispiel Größenwahn, Verfolgungswahn oder Liebeswahn.

Durch diese Ausnahmezustände im menschlichen Erleben fällt es Betroffenen nicht selten schwer, ausreichend qualitativ hochwertigen Schlaf zu finden. Häufig wird durch Schlafmangel die psychotische Ausprägung noch verstärkt. Bei Menschen mit Schizophrenie kommt es oft zu akutem Aufhalten in der Psychiatrie, da durch eine stark ausgeprägte psychotische Symptomatik eine Selbst- und Fremdgefährdung bestehen kann.

4.2.5   Sucht

Wenn wir das Wort Sucht hören, denken die meisten Menschen zuerst an Alkohol und andere substanzgebundene Drogen. Sucht kann aber sehr vielfältig auftreten. Beispielsweise gibt es die Sucht danach, viele Dinge zu kaufen oder stundenlang PC-Spiele zu spielen. Am Vormarsch ist auch die Sucht nach Anerkennung auf Social-Media-Plattformen wie Instagram, Facebook oder Twitter.

Jedes menschliche Verhalten kann zur Sucht führen. Sobald gewisse Tätigkeiten exzessiv betrieben werden und es zu Entzugserscheinungen kommt, sprechen wir von Sucht. So können auch Verhaltensweisen, die eigentlich gesund sind, wie zum Beispiel Sport, zu einer schädlichen Sucht werden.

Wenn Menschen ihrer Sucht nicht nachgehen können, entsteht ein innerer Leidensdruck, der zu schlaflosen Nächten führen kann. Durch stimulierende Substanzen kommt es ebenfalls zu Problemen des gesunden Schlafes. Viele Jugendliche, die computerspielsüchtig sind, sitzen nachts stundenlang vor dem PC und bemerken nicht, dass sie müde oder hungrig sind.

5

Wie entstehen Schlafstörungen?

Wie bereits erwähnt wird in der Psychologie stets von einem biopsychosozialen Modell ausgegangen. Es gibt einige Risikofaktoren (Benecke, 2014), die die Entstehung einer Schlafstörung begünstigen können.

5.1 Risikofaktoren

5.1.1 Traumatische Erlebnisse

Traumatische Lebenserfahrungen prägen uns – meist einen großen Teil unseres Lebens. Einzelne, schwer zu verarbeitende Ereignisse bei Kindern und Jugendlichen wirken sich stark auf ihr Erleben und ihre Wahrnehmung aus. Solche Erfahrungen können zum Beispiel Unfälle, Gewalterlebnisse, schwere Krankheit oder Verletzung und Verlust von wichtigen Bezugspersonen sein.

Aber auch komplexe Traumatisierungen können zu Problemen beim Schlafen führen. Emotionale oder körperliche Vernachlässigung bis hin zu Verwahrlosung, ein unterdrückender Erziehungsstil geprägt durch Kontrolle und Abwertung oder ein sehr chaotisches Familienleben mit wenig Halt sind nur einige Beispiele für mögliche Auslöser.

L. Pongratz, *Igelino und das Schlummermonster*, https://doi.org/10.1007/978-3-662-65986-1_5

5.1.2 Elterliche Erziehung

Ängstliche oder depressive Kinder mit Schlafproblemen haben häufig ebenso ängstliche Elternteile. Nicht selten höre ich in der Klinik Sätze wie: „Kein Wunder, dass Erik nie schlafen kann. Ich konnte auch nie schlafen."

Durch übermäßige Sorge und Hilfestellung ist es für Kinder schwierig, adäquat Autonomie zu entwickeln. Die dadurch entstehende Abhängigkeit von einer Bezugsperson ist nur schwer aufzubrechen und führt zu einem Gefühl von Ohnmacht und Ängsten.

Eltern, die Kinder durch Zustimmung und eigene Unsicherheiten in ihrem Vermeidungsverhalten stärken, hindern die Entwicklung einer ausreichenden Selbstregulationsfähigkeit. Es ist ganz klar, dass wir als Erwachsene für unsere Kinder da sind und sie unterstützen. Wichtig ist jedoch auch, ihnen Dinge zuzutrauen, die zunächst vielleicht schwer fallen. Nur so kann sich der Selbstwert adäquat entwickeln.

Wenn Sie diesbezüglich Unsicherheiten haben (so wie fast alle Eltern) kann eine Erziehungsberatung bei Psychologinnen oder Pädagogen hilfreich sein.

5.1.3 Niedriger sozioökonomischer Status

Ein wichtiger Faktor, um psychische Erkrankungen und damit verbundene Schlafprobleme zu vermeiden, sind sozioökonomische Bedingungen. Begünstigend für die Entwicklung der Erkrankung sind insbesondere Arbeitslosigkeit, ein niedriges (Aus-)Bildungsniveau, wenig monetäre Ressourcen und das Fehlen von supportiven familiären Beziehungen. Vor allem der Mangel an einem sozialen Supportsystem kann eine längere Dauer und schwereren Verlauf einer psychischen Störung verursachen.

Je gebildeter die Eltern sind, desto eher werden sie sich über die Erkrankung ihres Kindes informieren und eine Ressource darstellen. Mit Bildung ist kein universitärer Bildungsgrad gemeint, sondern das Vermögen, sich Wissen anzueignen und umzusetzen.

5.1.4 Genetische Veranlagung

Die Wahrscheinlichkeit, an einer psychischen Störung zu erkranken, erhöht sich durch die Erkrankung naher Verwandter. Einerseits wird hierbei von einer biologischen Ursache ausgegangen, andererseits könnte auch die Sozialisation und das sog. „Lernen am Modell" hierbei eine Rolle spielen.

5.1.5 Hohe psychosoziale Belastung

Ein weiterer Risikofaktor für die Entstehung einer Schlafstörung ist ein hohes Stressniveau sowie starke psychosoziale Belastung im Alltag.

Kinder, die in hochstrittigen Familien aufwachsen, neigen zu Schlafproblemen und anderen affektiven psychischen Erkrankungen. Durch die Angst vor Trennung und Scheidung der Eltern kommt es ebenfalls bei vielen Kindern und Jugendlichen zu schlaflosen Nächten.

Kinder und Jugendliche, die unter Ausgrenzung und Mobbingerfahrungen in der Schule leiden, haben oft Probleme mit dem Einschlafen, da sie grübeln und sich den Kopf über den nächsten Schultag zerbrechen.

5.1.6 Persönlichkeitsfaktoren

Es gibt gewisse Persönlichkeitseigenschaften, die zur Entstehung einer Schlafstörung beitragen können. Hohe Sensibilität, häufiges Grübeln und erhöhte Ängstlichkeit in der Persönlichkeitsstruktur begünstigen die Entwicklung von Schlafproblemen.

Manchmal zeigen sich Schlafprobleme dann bei Menschen, wenn sie sich tagsüber mit ihren psychischen Problemen nicht ausreichend auseinandersetzen können. Kinder und Jugendliche, die Schwierigkeiten dabei haben, mit Bezugspersonen über ihre Gefühle zu sprechen, leiden häufiger unter Schlafstörungen.

6

Wer kann helfen?

6.1 Psychotherapie

6.1.1 Psychotherapie in Deutschland

Die psychotherapeutische Ausbildung in Deutschland setzt ein Magister bzw. Masterstudium der Psychologie oder ein Medizinstudium voraus. Es gibt somit psychologische Psychotherapeuten und medizinische Psychotherapeuten.

In Deutschland sind derzeit 3 Psychotherapierichtungen durch den wissenschaftlichen Beirat Psychotherapie anerkannt und werden von den Krankenkassen rückerstattet.

- Systemische Therapie
- Verhaltenstherapie
- Analytische Psychotherapie bzw. tiefenpsychologisch-fundierte Psychotherapie

6.1.1.1 Systemische Therapie

Bei dieser Therapieform wird nicht nur das betroffene Kind selbst, sondern das gesamte soziale System in den Therapieprozess eingebunden. Es werden vielmehr die Beziehungen des Kindes zu Eltern, Geschwistern und Freunden als die Symptomatik des Einzelnen fokussiert und bearbeitet.

© Der/die Autor(en), exklusiv lizenziert an Springer-Verlag GmbH, DE, ein Teil von Springer Nature 2023
L. Pongratz, *Igelino und das Schlummermonster*, https://doi.org/10.1007/978-3-662-65986-1_6

Eine essenzielle Art der systemischen Therapie ist die systemische Familientherapie. Die betroffenen Familienmitglieder werden durch den Psychotherapeuten angeleitet, dysfunktionale Beziehungsmuster aufzudecken und zu bearbeiten. Die sozialen Beziehungen sollen verbessert werden, wodurch alle Individuen in dem besagten System ebenfalls eine Linderung ihrer Symptome erfahren (Benecke, 2014)

Alle betroffenen Teilnehmerinnen der systemischen Familientherapie sind am Problem und an dessen Lösung beteiligt, indem Interaktionen untereinander hinterfragt werden. Gemeinsam werden Veränderungsmöglichkeiten erprobt und in den Therapiesitzungen reflektiert.

Insbesondere bei Kindern- und Jugendlichen mit psychischen Erkrankungen ist oftmals eine systemische Familientherapie indiziert. Viele problematische Verhaltensmuster und aufrechterhaltende Faktoren finden sich im System Familie. Deshalb ist es umso wichtiger, nicht nur beim Kind selbst, sondern auch bei den Eltern anzusetzen.

> Das Schlummermonster besucht Igelino immer dann, wenn er Schlafprobleme hat. Es hat auch eine gute Freundin, die eine weise Eule ist und Tierkindern bei Problemen helfen kann. Die weise Eule (systemische Psychotherapeutin) lernt die Igelfamilie kennen und findet in den Therapiegesprächen mit Igelino heraus, dass auch Mama Igel unter einem Schlafproblem leidet. Gemeinsam wird die ganze Familie vorgeladen, um herauszufinden, wer im Familiensystem welche Rolle einnimmt und welche Faktoren die Schlafprobleme von Igelino verstärken.

6.1.1.2 Verhaltenstherapie

Wie der Name schon sagt, beschäftigt sich die Verhaltenstherapie mit dem Verhalten der Menschen und arbeitet symptomorientiert. Sie basiert auf Lerntheorien und Theorien zur Konditionierung.

Es wird davon ausgegangen, dass Verhalten erlernt wird. Das kann durch das Beobachten von Bezugspersonen, wie zum Beispiel der Eltern, erfolgen. Es ist aber auch möglich, dass ein Kind lernt, dass gewisses Verhalten sich lohnt. Dann wird es dieses Verhalten weiterhin oder sogar verstärkt zeigen. Das Gleiche gilt für Verhalten, das als wenig lohnend erscheint. Dieses wird vom Kind weniger oder gar nicht mehr gezeigt werden. Solche Prozesse finden teilweise auch unterbewusst statt.

> Igelino besucht die weise Eule (in diesem Fall Verhaltenstherapeutin), die ihm einige Techniken beibringt, wie er sich besser entspannen kann. Sie erzählt ihm auch viel über den Schlaf von Igeln und über Ängste, die es bei Tierkindern gibt. So kann Igelino seine Schlafprobleme besser verstehen und reflektieren.

Die Verhaltenstherapie beschäftigt sich jedoch nicht nur mit erlerntem Verhalten, sondern auch mit der Kognition. Als Kognition bezeichnet man das Wahrnehmen, Denken, Schlussfolgern und Begreifen der Menschen. Bei psychischen Erkrankungen herrschen besonders häufig dysfunktionale Denkschemata oder kognitive Fehler vor, die verhaltenstherapeutisch durch kognitive Umstrukturierung verändert werden können.

6.1.1.3 Analytische Psychotherapie/ Tiefenpsychologisch-fundierte Psychotherapie

Tiefenpsychologische Verfahren beschäftigen sich vor allem mit unbewussten, inneren Konflikten. Die psychoanalytische Theorie geht davon aus, dass frühe Traumata und negative Erfahrungen in der Kindheit oder individuellen Lebensgeschichte zu diesen Konflikten führen. Der Beziehung des Patienten zum Therapeuten kommt eine besondere Bedeutung zu.

> Die weise Eule als analytische Psychotherapeutin geht von einem Generationenkonflikt aus. Bereits Mama Igel hat die Schlafprobleme und nächtlichen Ängste von ihrem Igelpapa übernommen und Igelino führt nun die Tradition weiter. Igelino wurde als Baby Igel einmal abends länger allein gelassen, was zu einer Traumatisierung geführt habe. In intensiven Gesprächssitzungen wird diese Traumatisierung bearbeitet. Igelino lernt, andere Strategien zu entwickeln und sein Verhalten zu verändern.

6.1.1.4 Psychotherapie in Österreich

Psychotherapeuten in Österreich durchlaufen meist eine 2-phasige Ausbildung. Als Basis gilt das sog. Psychotherapeutische Propädeutikum, dass zumeist an den entsprechenden Instituten der Universitäten angeboten wird und therapeutische Grundkompetenzen, Selbsterfahrung und Informationen über die einzelnen Therapierichtungen enthält. Ein Studium der Psychologie ist hierfür keine Voraussetzung.

In weiterer Folge wird ein Fachspezifikum der gewählten Therapieschule begonnen und unter steter Selbstreflexion abgeschlossen.

In Österreich gibt es insgesamt 23 unterschiedliche Therapiemethoden, die anerkannt sind. Diese sind in 4 methodische Übergruppen unterteilt:

* Tiefenpsychologisch-psychodynamische Zugänge
* Verhaltenstherapeutische Methoden

- Systemische Therapierichtungen
- Humanistisch-existenzielle Methoden

Da die anderen Übergruppen bereits in Abschn. 6.1.1 erklärt wurden, soll hier nur auf die *humanistisch-existenziellen Methoden* eingegangen werden. Diese bestehen aus theoretischen und praktischen Zugängen und beschäftigen sich immer mit der Ganzheitlichkeit des menschlichen Seins und nicht nur mit Teilaspekten wie erlerntem Verhalten oder dem Unterbewusstsein.

Der humanistisch-existenzielle Zugang fokussiert das Individuum als Ganzes. Das bedeutet, der Mensch steht im Vordergrund. Es wird die eigene Lebensgeschichte und Persönlichkeitsentwicklung thematisiert. Wichtig sind der stets positive Fokus und die Frage nach dem Sinn des Lebens.

> Igelino lernt von der weisen Eule, achtsam zu sein. Er achtet mehr darauf, wie er sich in gewissen Situationen fühlt und erkennt Grenzen. Sie bearbeiten gemeinsam wichtige Lebensereignisse und reinszenieren diese in Rollenspielen. Die weise Eule setzt stets einen positiven Fokus und rückt die Entwicklungsschritte von Igelino in den Vordergrund. Dadurch werden seine Schlafprobleme und die nächtlichen Ängste immer weniger.

6.1.2 Psychotherapie in der Schweiz

In der Schweiz gibt es je nach Kanton unterschiedliche Richtlinien zur psychotherapeutischen Ausbildung. Zumeist sind jedoch ein facheinschlägiges Studium und eine darauffolgende Psychotherapieausbildung vorgesehen. Es gibt verschiedene Verbände, die Psychotherapieausbildungen anbieten und die jeweiligen Psychotherapierichtungen evaluieren und aufnehmen.

Ebenso wie in Österreich sind in der Schweiz folgende Übergruppen der Psychotherapierichtungen anerkannt:

- Analytische Therapien
- Tiefenpsychologisch-fundierte Methoden
- Systemische Therapie
- Humanistische Psychotherapie

In der Schweiz kommen noch körperorientierte und kunstorientierte Methoden hinzu.

6.2 Klinische Psychologie in Österreich

Einen wesentlichen Beitrag zur psychologischen Diagnostik und Behandlung in Österreich leistet die klinische Psychologie. Anders als bei der Psychotherapieausbildung ist hierfür ein Masterstudium der Psychologie Grundvoraussetzung. Darauf folgt eine ausführliche praktische und theoretische Zusatzausbildung in der psychische Störungsbilder, Behandlungskonzepte, wissenschaftlich-fundierte Diagnostikverfahren und Interventionen erlernt werden. Für die Ausbildung wird die Arbeit mit allen Altersgruppen, die Zusammenarbeit mit einem multiprofessionellen Team und stetige Supervision sowie Selbsterfahrung in unterschiedlichen Settings vorausgesetzt. Die Ausbildung wird von unterschiedlichen Instituten in Österreich angeboten und ist selbst zu bezahlen. Ebenso gibt es strikte Fortbildungsrichtlinien, damit die Berufsangehörigen stets auf dem neuesten Stand der Forschung bleiben und sich aktuelle Diagnostik- bzw. Behandlungskonzepte aneignen können.

Klinische Psychologinnen sind in Österreich sowohl im niedergelassenen Bereich als auch in Institutionen tätig. Es gibt direkte Verträge mit den Krankenkassen, aber auch Wahlpsychologen. Ebenso ist die Ausbildung „Klinische Psychologie" die Voraussetzung für zahlreiche Weiterbildungen wie beispielsweise die Neuropsychologie oder Kinder-, Jugend- und Familienpsychologie.

Ein wesentlicher Arbeitsbereich, der klinischen Psychologen vorbehalten ist, ist die klinisch-psychologische Diagnostik. Durch eine biopsychosoziale Anamnese, das Durchführen von validierten Testverfahren und dem klinischen Eindruck wird eine klinisch-psychologische Diagnose erstellt. Zusätzlich sind Beratung und Behandlung im Einzel-, Paar-, oder Gruppensetting eine Teilaufgabe von klinischen Psycholog*innen.

Wie in vielen Bereichen ist die Zusammenarbeit in einem multiprofessionellen Team erstrebenswert. Der stete Austausch mit Fachärztinnen, Psychotherapeutinnen, Sozialarbeiterinnen, Ergotherapeutinnen und Logopädinnen stellt für die klinisch-psychologische Arbeit einen Mehrwert dar.

Die weise Eule führt mit Mama Igel und Igelino selbst ein ausführliches Gespräch. Dieses sog. Anamnesegespräch umfasst Informationen zu Vorerkrankungen, den Lebensumständen, Problemen und Ressourcen von Igelino. Dann händigt sie Mama Igel und Igelino Fragebögen aus, die sie ausfüllen sollen. Diese Fragebögen erfassen unterschiedliche Aspekte der Symptomatik. Die weise Eule stellt weitere Fragen, um mögliche andere psychische Erkrankungen auszuschließen. Zum Schluss fasst sie die Ergebnisse zusammen und kommt gegebenenfalls zu einer Diagnose. Nun klärt sie Mama Igel und Igelino darüber auf, dass er unter einer Einschlafstörung leidet und was das bedeutet. Sie verweist an einen Psychotherapeuten und an einen Facharzt für Kinder- und Jugendpsychiatrie, falls nötig. Zusätzlich führt sie mit Mama Igel und Papa Igel entlastende Beratungsgespräche, um sie im Umgang mit Igelino zu unterstützen und zu entlasten. Mit Igelino wird schrittweise an der Schlafproblematik gearbeitet. Einerseits werden in Behandlungsgesprächen die Gründe für sein Verhalten reflektiert, andererseits wird bewusst eingeübt, sich besser zu entspannen und dadurch einschlafen zu können.

6.3   Psychiatrie

Eine weitere wichtige Fachrichtung zur Diagnostik und Behandlung ist die Fachrichtung Psychiatrie. Fachärztinnen für Psychiatrie durchlaufen zunächst ein Studium der Humanmedizin, um dann eine mehrjährige Facharztausbildung zu absolvieren. Im Anschluss kann eine Spezifikation der Altersgruppe vorgenommen werden. Im Kinder- und Jugendbereich kommt es häufig zur Zusammenarbeit mit Fachärztinnen für Kinder- und Jugendpsychiatrie.

Psychiater sind als Mediziner die einzige Berufsgruppe, die Medikamente verschreiben darf. Die medikamentöse Behandlung von Kindern und Jugendlichen ist stets ein heikles und umstrittenes Thema. Insbesondere bei psychiatrischen Störungsbildern kann diese jedoch Abhilfe schaffen und wird häufig angewandt, um den Beginn einer Psychotherapie zu ermöglichen und belastende Symptome zu vermindern.

Die weise Eule bemerkt, dass Igelino stark unter den Schlafproblemen leidet. Er kann auch durch Psychotherapie oder klinisch-psychologische Behandlung nicht ausreichend unterstützt werden. Deswegen schickt die weise Eule Igelino zu Frau Dr. Wolf, denn die kennt sich besonders gut mit Zauberkügelchen aus. Dr. Wolf lernt Igelino und die Igeleltern kennen, liest einen Brief der weisen Eule (Befund) und schreibt ein Rezept. Wenn Igelino regelmäßig die Zauberkügelchen schluckt, wird es ihm bald besser gehen. Alle paar Wochen besucht er Dr. Wolf und bespricht mit ihr, wie er sich fühlt.

Psychiatrische Behandlung bei Kindern mit Schlafstörungen

Die medikamentöse Behandlung von Schlafstörungen bei Kindern und Jugendlichen wird sehr kontrovers diskutiert. Gängige Schlaf- und Beruhigungsmittel für Erwachsene können bei Kindern teilweise massive Nebenwirkungen auslösen und werden deshalb nicht empfohlen.

Pflanzliche Präparate (Baldrian, Hopfen, Melisse etc.) können rezeptfrei in der Apotheke erworben werden. Melatonin (Schlafhormon) in Nahrungsergänzungsmitteln ist ebenfalls rezeptfrei erhältlich.

In besonders schweren Fällen finden niedrig dosierte Antidepressiva bei Jugendlichen Einsatz. Auch manche Antihistaminika (Medikamente gegen allergische Reaktionen) können bei Schlafstörungen eingesetzt werden.

Die Einnahme von Psychopharmaka sollte stets von psychotherapeutischen oder klinisch-psychologischen Behandlungsmaßnahmen begleitet werden. Oftmals dauert es eine Weile, bis ein gut verträgliches Medikament und eine passende Dosierung gefunden wurde. Eine medikamentöse Einstellung ist kann jedoch sehr entlastend für die Betroffenen sein, weshalb die Scheu vor einer psychiatrischen Beratung diesbezüglich abgelegt werden sollte.

Dennoch möchte ich hier eher für elterliche Fürsorge und wenn nötig, psychologische und psychotherapeutische Interventionen eine Lanze brechen. Ein liebevoller und fürsorglicher Umgang mit einem Kind und die Möglichkeit, über Probleme und Gefühle zu sprechen, können viel mehr bewirken als jede therapeutische Einheit und jedes Zauberkügelchen.

7

Was können wir tun?

7.1 Psychologische Tipps im Umgang mit Kindern mit Schlafstörungen

Üben Sie keinen Druck aus

Igelinos Eltern sind für Igelino da, ohne ihn zu sehr unter Druck zu setzen. Sie unterstützen ihn, das gemeinsame Ritual vor dem Schlafen gehen könnten ihm das Zubettgehen jedoch noch wesentlich besser erleichtern.

Das Thema Schlaf löst nicht nur bei Kindern, sondern auch bei Eltern mehrheitlich Druckgefühle und Stress aus. Falsche und verallgemeinernde Annahmen, ein Kind/Säugling sollte ab einem gewissen Alter beispielsweise durchschlafen, allein einschlafen und keine Ängste verspüren, sind mitunter der Grund für diesen empfundenen Druck.

Versuchen Sie, Ihre Familie als individuell zu betrachten und lassen Sie sich von unbedachten Aussagen aus dem Freundes-, Bekannten- oder Familienkreis nicht verunsichern. Jedes Kind lernt in unterschiedlichem Tempo das Einschlafen.

Ob Sie sich nun für das Familienbett, ein Beistellbett oder das Kinderzimmer entscheiden: Alle Familienmitglieder haben Bedürfnisse, die es zu berücksichtigen gilt. Es ist ebenso in Ordnung, mit Ihren Kindern gemeinsam im Bett zu schlafen, wie es in Ordnung ist, sich für eine Lösung im Kinder-

© Der/die Autor(en), exklusiv lizenziert an Springer-Verlag GmbH, DE, ein Teil von Springer Nature 2023
L. Pongratz, *Igelino und das Schlummermonster*, https://doi.org/10.1007/978-3-662-65986-1_7

zimmer zu entscheiden. Wichtig ist, dass Kinder gut unterstützt werden und sie sich sicher fühlen können.

Holen Sie sich Unterstützung

Igelino wird im Buch durch das Schlummermonster unterstützt. Es lernt mit dem kleinen Igel Techniken, sich besser entspannen zu können und weniger Angst zu haben.

Wenn Sie mehrere der bereits genannten Anzeichen von einer Schlafstörung bei Ihrem Kind feststellen, ist es wichtig, sich nicht bloß auf Vermutungen zu stützen. Vereinbaren Sie einen Termin mit Fachexpertinnen, die Sie beraten und ihnen weiterhelfen können.

Psychologinnen und Psychotherapeutinnen können sowohl Sie als Bezugspersonen als auch Ihr Kind dabei unterstützen, durch gezielte Beratung und Entspannungsmethodik, besser in den Schlaf zu finden.

Auf folgenden Websites finden Sie Unterstützung:

www.kinderpsychiater.org
www.therapie.de
www.boep.at
www.psychotherapie.at
www.oegkjp.at
www.sgkjpp.ch

Geben Sie Sicherheit

Igelino hat Angst vor dem Schlafengehen, seine Igeleltern strahlen jedoch eine gewisse Sicherheit aus. Das hilft Igelino dabei, weniger unsicher und ängstlich zu sein.

Wie in allen Lebensbereichen orientieren sich Kinder auch bezüglich des Schlafverhaltens an den Eltern. Deshalb ist es so wichtig, dass Sie als Elternteile gut Ihr eigenes Verhalten reflektieren und nicht eigene Ängste auf Ihr Kind projizieren.

Elternteile, die beispielsweise selbst schlecht schlafen oder als Kinder Angst vor dem Schlafengehen hatten, leiden oft stark mit ihren eigenen Kindern mit und verstärken dadurch die Ängste der Kinder. Damit ist den Kindern leider nicht geholfen.

Es ist möglich, den Kindern Sicherheit zu geben und sie in der Autonomieentwicklung zu stärken, ohne sie in neuen, unsicheren Situationen im Stich zu lassen. Behalten Sie immer im Auge, was Sie und Ihr Kind brauchen, um sich wohlzufühlen.

Legen Sie Wert auf eine gute Schlafhygiene

Igelino darf vor dem Zubettgehen nicht mehr am Handy spielen oder Süßigkeiten essen. Auch das zu wilde Spiel mit dem frechen Dachs ist schwierig, da er dann vor lauter Aufregung schlecht schlafen kann.

In der Theorie wissen die meisten Eltern, was zu einer adäquaten Schlafhygiene zählt. Nicht zu viel Bildschirmzeit vor dem Schlafengehen, kein Zucker oder schwere Speisen spät am Abend, nichts zu Aufregendes wie animierende Spiele und dergleichen vor der Schlafenszeit.

Rituale helfen Kindern besonders, besser in einen erholsamen Schlaf zu finden. Ein klarer Ablauf von Zähneputzen, Duschen/Baden und einer Gute-Nacht-Geschichte wäre beispielsweise für viele Kinder haltgebend. Eine genaue Uhrzeit des Zubettgehens kann sich ebenfalls förderlich auf das Sicherheitsgefühl auswirken, da die Kinder dadurch wissen, was sie erwartet.

Scheuen Sie sich nicht vor diversen Einschlafhilfen. Hörspiele, Nachtlichtern, Kuscheltiere, weißes Rauschen, Federwiegen – alles ist erlaubt, sofern Ihr Kind beim Einschlafen davon profitiert.

Achten Sie auf Ihre eigenen Ressourcen

Igelinos Eltern sind sehr besorgt und teilweise ratlos, weil er solche Probleme mit dem Schlafen hat. Da er mehrmals in der Nacht aufsteht und in ihr Schlafzimmer kommt, sind sie häufig tagsüber übermüdet und nicht leistungsfähig in der Arbeit.

Wir können nur liebevoll für unsere Kinder da sein, wenn es uns selbst gut geht. Gerade deswegen ist es essenziell, sich auch regelmäßig eine kurze Auszeit zu gönnen und auf Selbstfürsorge zu achten.

Nehmen Sie sich eine Auszeit, wieder Energie zu tanken. Holen Sie sich Unterstützung durch eine Selbsthilfegruppe und tauschen Sie sich mit betroffenen Angehörigen aus. Wenn Sie auch andere Kinder haben, ist es wichtig darauf zu achten, dass sich diese nicht vernachlässigt fühlen. Planen Sie beispielsweise einmal eine Aktivität ausschließlich mit einem Geschwisterkind ein, um auch dessen Bedürfnissen Raum zu geben. Tauschen Sie sich mit Pädagoginnen und Behandlerinnen aus. Achten Sie auf Ihren eigenen seelischen Zustand. Machen Sie Yogakurse, Meditationstechniken oder Entspannungsübungen.

Auf diesen Websites finden Sie Selbsthilfegruppen:

www.nakos.de
www.selbsthilfe.at
www.bundesverband-selbsthilfe.at
www.selbsthilfeschweiz.ch

> **Schauen Sie hinter die Fassade**
>
> Igelinos Schlafprobleme könnten in Zusammenhang mit anderen psychischen Belastungen stehen. Vielleicht streiten die Igeleltern in letzter Zeit mehr, oder ist er besorgt, weil ein Schulwechsel ansteht?

Wie bereits erwähnt stehen Schlafprobleme selten allein. Natürlich gibt es entwicklungstypische Ängste und Variationen in den Schlafphasen, jedoch sind andauernde Schlafprobleme häufig ein Zeichen von Sorgen, Ängsten oder Stress.

- Besprechen Sie mit Ihrem Kind, wie es ihm geht und versuchen Sie gemeinsam, den Schlafproblemen auf den Grund zu gehen. Die Igelino-Geschichte kann Ihrem Kind dabei helfen, eigene Ängste und Sorgen auszudrücken.
- Versuchen Sie, eine Lösung zu finden, die die Bedürfnisse aller Familienmitglieder einbezieht. Auch für Kinder ist es wichtig zu lernen, dass jeder Mensch Bedürfnisse hat und diese miteinander vereinbart werden können, wenn wir offen über Gefühle und Wünsche sprechen.

7.2   Ressourcenübungen

Um den Selbstwert und die Entspannungsfähigkeit Ihres Kindes zusätzlich zu stärken und eventuelle negative Verhaltensmuster zu durchbrechen, gibt es bestimmte Übungen, die Sie mit Ihrem Kind (oder im Kreis der gesamten Familie) durchführen können. Die folgenden Ressourcenübungen haben sich in meiner Arbeit insbesondere bei Kindern und Jugendlichen mit Schlafstörungen bewährt.

Das Tagebuch
Sie benötigen: Bastelmaterial, bunte Stifte.

- Basteln Sie gemeinsam mit Ihrem Kind ein kleines Büchlein, das bunt bemalt und individuell gestaltet werden kann.
- Lassen Sie nun Ihr Kind jeden Abend vor dem Zubettgehen ein paar Zeilen zum Tag verfassen. Je nach Alter kann auch eine Zeichnung gestaltet werden.
- Was waren schöne Erlebnisse? Was war unangenehm oder nicht so schön? Was wünsche ich mir für den nächsten Tag?
- Achten Sie darauf, dass Ihr Kind das Reflektieren mit einem positiven Gedanken beendet.
- Durch das Führen eines Tagebuchs fällt es Kindern, Jugendlichen und Erwachsenen leichter, das Erlebte des Tagesgeschehens zu verarbeiten.
- Innerhalb dieses Rituals hat Ihr Kind noch ein bisschen gemeinsame Zeit mit Ihnen und auch die Möglichkeit, Fragen zu stellen oder Geschichten zu erzählen, die es Ihnen noch gerne mitteilen würde.

Das Aufwachbuch
Sie benötigen: Bastelmaterial, bunte Stifte.

- Basteln Sie gemeinsam mit Ihrem Kind ein kleines Büchlein, das bunt bemalt und individuell gestaltet werden kann.
- Leiten Sie Ihr Kind dazu an, Träume oder Ängste der Nacht direkt nach dem Aufwachen zu dokumentieren.
- Habe ich etwas geträumt? Kann ich mich daran erinnern?
- Wie habe ich mich dabei gefühlt?
- Was könnte das mit meinem Vortag zu tun gehabt haben?
- Wie schnell konnte ich einschlafen?
- Was hat mir dabei geholfen?
- Was mache ich beim nächsten Mal anders?
- Ihr Kind lernt dadurch, eigene Gefühle besser zu reflektieren. Über Ängste und Unsicherheiten zu sprechen, ist immer der erste Schritt zur Besserung. Durch gezielte Selbstreflektion werden auch sinnvolle, einschlaffördernde Maßnahmen identifiziert und gezielter eingesetzt.

Das Krafttier oder der Glücksbringer
Sie benötigen: Ein spezielles Kuscheltier, eine alte Münze oder einen schönen Stein.

- Gehen Sie gemeinsam mit Ihrem Kind auf die Jagd: Suchen Sie ein besonderes Kuscheltier im Spielzeugladen aus oder basteln Sie eines gemeinsam (zum Beispiel das Schlummermonster).
- Durchsuchen Sie Antiquitätenläden gemeinsam nach alten Münzen oder Talismanen.
- Suchen Sie gemeinsam in der Natur nach einem besonders schönen Stein.
- Besprechen Sie nun mit Ihrem Kind, dass das Kuscheltier, die Münze oder der Stein Kraft oder Glück bringen und es bei Angst oder Einschlafproblemen den Glücksbringer einfach nur ganz fest drücken muss.
- Viele Kinder (insbesondere im Vorschulalter) neigen zu magischem Denken, was wir uns mit dieser Ressourcenübung zunutze machen.
- Wenn Ihr Kind schon älter ist, können Sie auch besprechen, dass der Glücksbringer dabei hilft, sich an die eigene Kraft und Stärke zu erinnern und diese zu spüren.

Schlafregeln
Sie benötigen: Ein großes Plakat und bunte Plakatstifte.

* Überlegen Sie gemeinsam mit Ihrem Kind, was für einen guten Schlaf wichtig ist.
* Einige Beispiele wären:

  – Kein TV/Handy 4 h vor dem Schlafengehen
  – Kein spätes Abendessen
  – Viel Ruhe
  – Einschlafrituale
  – Bequeme/Coole Bettwäsche
  – Eine gute Matratze und Kissen
  – Kein Lärm
  – Nicht zu dunkel, nicht zu hell

* Nun definieren Sie gemeinsam Schlafregeln.
* Gestalten Sie ein buntes Plakat mit allen Schlafregeln und hängen Sie es zur Erinnerung im Zimmer des Kindes oder am Gang auf.
* Die Regeln können jederzeit verändert werden und gelten für alle Familienmitglieder (zum Beispiel keine laute Musik mehr nach 21:00 Uhr, auch wenn die ältere Tochter länger wach ist als das betroffene Kind usw.).

Einschlafhilfen

Sie benötigen: Diverse Einschlafhilfen.

- Machen Sie sich die unterschiedlichen Einschlafhilfen zu Nutze. Viele Kinder profitieren sehr von Einschlafhilfen und finden so leichter in einen gesunden Schlaf.
- Entspannungsbad: Gönnen Sie Ihrem Kind vor dem Einschlafen ein Entspannungsbad mit ruhiger Musik und angenehmen Düften.
- Nachtlichter aller Art: Zwingen Sie Ihr Kind nicht dazu, in vollkommener Dunkelheit zu schlafen. Es gibt unterschiedlichste, angenehme Nachtlichter für Kinder, die Sicherheit geben und trotzdem den gesunden Schlaf nicht stören.
- Duftsprays: Angenehme Gerüche wirken sich entspannend und beruhigend auf Kinder aus. Gehen Sie mit Ihrem Kind in den Drogeriemarkt und probieren Sie aus, welchen Duft es gerne mag.
- Kuscheltiere oder Kraftsteine/Glücksbringer aller Art – wie bereits näher beschrieben
- Hörspiele: Manche Kinder benötigen Musik oder ein Hörspiel zum Einschlafen. Stellen Sie einen „Schlummertimer".

Die Fantasiereise/Imaginationen

Sie benötigen: Ein ruhiges, gemütliches Nachtlager und die eigene Fantasie.

- Diese Übung soll Ihr Kind entspannen und eine Auszeit von Reizüberflutung und innerer Unruhe ermöglichen, sodass es leichter in den Schlaf findet
- Begeben Sie sich mit Ihrem Kind auf eine Reise in Ihrer Fantasie. Führen Sie es an einen Ort, den es sich schön vorstellt oder an dem es sich schon wohl gefühlt hat.

Beispiel

„Stell dir einmal vor, wir fahren wieder auf die Almhütte im Wald. Es ist Sommer und die Sonne kitzelt auf deiner Nase. Dir ist warm und du kannst barfuß laufen. Die Kühe auf der Weide grasen und du kannst sie streicheln. Du freust dich schon auf das Frühstück, weil du dann wieder frische Milch vom Bauernhof holen kannst."

Bauen Sie folgende Bausteine ein:
Wo bin ich?
Wie fühle ich mich?
Was spüre, rieche, schmecke, höre ich?
Wohin gehe ich?
Woran denke ich?

- Wenn Sie Schwierigkeiten mit dem freien Erzählen haben, können Sie sich auch Stichwörter der Fantasiereise im Vorhinein zusammenschreiben. Es gibt auch im Internet zahlreiche Fantasiereisen oder Imaginationen zum Vorlesen oder Anhören.
- Wichtig ist, dass nur Sie sprechen und Ihr Kind sich auf das Gehörte konzentriert. Viele Kinder schlafen während Fantasiereisen oder Imaginationen schneller und entspannter ein.

Progressive Muskelentspannung für Kinder

Sie benötigen: Eine Anleitung zur progressiven Muskelentspannung zum Vorlesen oder eine CD.

→ Edmund Jacobson ist der Erfinder der progressiven Muskelentspannung. Die Übung zur Entspannung wirkt sowohl bei Kindern und Erwachsenen nicht nur auf das Stressempfinden, sondern hat auch eine starke positive Auswirkung auf den menschlichen Körper.

- Richten Sie für Ihr Kind einen bequemen Schlafplatz zurecht, wo es sich wohlfühlt. Wenn es möchte, kann es die Augen schließen.
- Lesen Sie nun die progressive Muskelentspannung vor oder legen Sie die entsprechende CD ein. Für Kinder empfiehlt sich insbesondere ein Hörspiel, da sie sich darauf gut einlassen können.
- Bücher mit Anleitungen und CDs finden Sie in jedem Buchhandel oder zum Bestellen auf Amazon.
- Als Entspannungsverfahren für Kinder sind zusätzlich autogenes Training, Meditationen, Entspannungsmusik, Imaginationsübungen und Fantasiegeschichten zu empfehlen.

Empfehlung

Audio-CD:
Entspannung für Kinder: Autogenes Training – Muskelentspannung – Imaginationen. Für eine ausgeglichene Kindheit. Kindgerecht aufbereitet und wundervoll vorgetragen
Von Sonja Polakov
(Dipl. Rehabilitationspädagogin und Integr. Lerntherapeutin

Albträume/Nachtangst weg atmen

Sie benötigen: Einen ruhigen Ort.

➜ Erklären Sie Ihrem Kind, dass die Atmung eine wesentliche Rolle spielt, wenn es darum geht, sich zu beruhigen und einzuschlafen. Zeigen Sie vor, wie es wirkt, wenn man sehr schnell und hektisch atmet und fragen Sie dann Ihr Kind, wie es denn besser wäre.

- Weisen Sie Ihr Kind nun an, langsam einzuatmen und zählen Sie von 1 bis 5. Bei 5 soll es kurz die Luft anhalten, um dann wieder langsam auszuatmen.
- Zählen Sie beim Ausatmen wieder bis 5. Auch danach soll Ihr Kind kurz die Luft anhalten.
- Die Atemübung kann beliebig oft wiederholt werden. Wichtig ist, dass Sie mit Ihrem Kind danach besprechen, wie es sich dabei gefühlt hat. Erklären Sie Ihrem Kind, dass sich die Atmung auf die Schnelligkeit des Herzschlages auswirken und dadurch ein Gefühl des Stresses und der Hektik erzeugt werden kann. Eine ruhige ausgeglichene Atmung hingegen entspannt den Körper und führt zu einem Gefühl der Gelassenheit.
- Ihr Kind kann auch lernen, diese Übung selbstständig durchzuführen, um sie in Situationen der Aufregung (zum Beispiel nach Albträumen oder bei nächtlichen Ängsten) anzuwenden.

Beispiel

1 – 2 – 3 – 4 – 5 – Einatmen

Kurz Luft anhalten

1 – 2 – 3 – 4 – 5 – Ausatmen

Kurz Luft anhalten

Ballonatmung

Sie benötigen: Einen Luftballon.

➔ Besprechen Sie (siehe 1-2-3-4-5-Atmung) mit Ihrem Kind wieder die Auswirkungen der Atmung auf den menschlichen Körper.

- Zeigen Sie Ihrem Kind den Luftballon und blasen Sie diesen langsam auf. Danach lassen Sie langsam die Luft aus dem Ballon ausfließen und wiederholen den Vorgang.
- Erklären Sie Ihrem Kind, dass es sich vorstellen kann, dass auch in seinem Körper ein Luftballon langsam aufgeblasen wird, wenn es atmet.
- Weisen Sie Ihr Kind an, die Hände auf den Bauch zu legen und langsam ein und auszuatmen.
- „Nun schließe die Augen und stelle dir vor, du würdest den Luftballon abwechselnd langsam aufblasen und dann die Luft wieder hinauslassen."
- Insbesondere in Stresssituationen und Momenten der negativen Aufregung kann Ihr Kind mit Ihrer Unterstützung die Atemtechnik anwenden.
- Erinnern Sie Ihr Kind in diesen Situationen an den Luftballon, der langsam aufgeblasen wird und fertigen Sie gegebenenfalls mit Ihrem Kind eine Zeichnung oder eine Bastelei an, damit es in der Nacht visuell daran erinnert wird.
- Ziel ist es, dass Ihr Kind die Ballonatmung bei nächtlichem Erwachen selbstständig durchführen kann und sich dadurch leichter entspannen lernt.

Fokus auf die Sinne

Sie benötigen: Zeit und Ruhe.

- Besprechen Sie mit Ihrem Kind, dass es 5 unterschiedliche Sinne hat. Lassen Sie Ihr Kind diese aufzählen und ergänzen Sie die übrigen.
- „Überlege einmal: Was kannst du gerade riechen?"
- „Was kannst du gerade schmecken?"
- „Was kannst du gerade sehen?"
- „Was kannst du gerade hören?"
- „Was kannst du gerade fühlen?"
- Erklären Sie Ihrem Kind, dass es manchmal bei nächtlichen Ängsten oder nach Albträumen helfen kann, wenn wir uns auf unsere Sinne fokussieren. Üben Sie den Fokus auf die Sinne gemeinsam mit Ihrem Kind in Ruhesituationen und versuchen Sie, es durch Stresssituationen in der Nacht zu begleiten, indem Sie die obigen Fragen stellen.
- Diese Achtsamkeitsübung hat sich insbesondere bei Anspannungszuständen sehr bewährt, um den Fokus wieder ins Hier und Jetzt zu bringen.
- Ziel wäre es, dass betroffene Kinder und Jugendliche auf diese Übung selbstständig zurückgreifen können, um den Ängsten und Albträumen nicht so viel Raum zu geben.

Lustige Gruselkreaturen
Sie benötigen: Papier, Buntstifte, eine Portion Humor und Fantasie.

- Lassen Sie sich von Ihrem Kind die Ängste oder Albträume erzählen.
- Nun malen Sie gemeinsam die Quelle der Angst: Das kann wie in der Igelino-Geschichte eine böse Hexe, ein furchterregender Wolf oder ein gefährlicher Räuber oder Einbrecher und vieles mehr sein.
- Überlegen Sie gemeinsam, was sich bei der Gruselgestalt verändern müsste, damit sie nicht mehr so furchteinflößend ist.
- In der Igelino-Geschichte bekommt die Hexe Hasenzähne, der böse Wolf ein wunderschönes Kleid und Lippenstift und der Räuber einen großen, rosaroten Hut verpasst. Ihrer Kreativität sind keine Grenzen gesetzt.
- Den gruseligen Kreaturen wird dadurch ein wenig der Angstfaktor genommen und Ihrem Kind wird dadurch die Kontrolle zurückgegeben.
- Besprechen Sie mit Ihrem Kind, dass es selbst die Macht über die eigene Fantasie hat und Gedanken sich bewusst verändern lassen.
- Die Zeichnung kann zur Erinnerung im Zimmer Ihres Kindes aufgehängt werden.

Literatur

ASP. (2017). *Charte-Text*. https://psychotherapie.ch/wsp/site/assets/files/1074/charta_text_d.pdf. Zugegriffen am 02.03.2020.

Benecke, C. (2014). *Klinische Psychologie und Psychotherapie. Ein integratives. Lehrbuch*. W. Kohlhammer GmbH.

DGPPN. (2018). *Psychische Erkrankungen in Deutschland: Schwerpunkt Versorgung*. https://www.dgppn.de/_Resources/Persistent/f80fb3f112b4eda48f6c5f3c68d23632a03ba599/DGPPN_Dossier%20web.pdf. Zugegriffen am 02.03.2020.

Dilling, H., & Freyberger, H. J. (2016). *ICD-10. Taschenführer zur ICD-10-Klassifikation psychischer Störungen*. Hogrefe.

Friedman, R. J., & Katz, M. M. (Hrsg.). *The psychology of depression: Contemporary theory and research* (S. 157–185). Wiley.

Kessler, R. C., Berglund, P., Demler, O., Jin, R., Merikangas, K. R., & Walters, E. E. (2005). Lifetime prevalence and age-onset distributions of DSM-IV disorders in the National Comorbidity Survey Replication. *Archives of General Psychiatry, 62*(6), 593–602.

Klicpera, C., Gasteiger-Klicpera, B., & Besic, E. (2019). *Psychische Störungen im Kindes- und Jugendalter*. Facultas Verlags- und Buchhandels AG.

Max-Planck-Institut. (o.J.). *Zwang*. https://www.psych.mpg.de/848234/zwang. Zugegriffen am 31.07.2023.

Raskob, H. (2005). *Die Logotherapie und Existenzanalyse Viktor Frankls. Systematisch und kritisch*. Springer.

Schneider, S. (2012). *Angststörungen bei Kindern und Jugendlichen: Grundlagen und Behandlung*. Springer.

Statistik Austria. (2018). *Stationäre Aufenthalte*. https://www.statistik.at/web_de/statistiken/menschen_und_gesellschaft/gesundheit/stationaere_aufenthalte/index.html. Zugegriffen am 27.10.2022.

Thun-Hohenstein, L. (2008). Die Versorgungssituation psychisch auffälliger und kranker Kinder und Jugendlicher in Österreich. In R. Kerbl, L. Thun-Hohenstein, K. Vavrik, & F. Waldhauser (Hrsg.), *Kindermedizin – Werte versus Ökonomie*. Springer.

Printed in the United States
by Baker & Taylor Publisher Services